Renée Seibt

Comprendre les liens entre les émotions et la santé pour vivre mieux !

Renée Seibt

Comprendre les liens entre les émotions et la santé pour vivre mieux !

Éditions Vie

Imprint
Any brand names and product names mentioned in this book are subject to trademark, brand or patent protection and are trademarks or registered trademarks of their respective holders. The use of brand names, product names, common names, trade names, product descriptions etc. even without a particular marking in this work is in no way to be construed to mean that such names may be regarded as unrestricted in respect of trademark and brand protection legislation and could thus be used by anyone.

Cover image: www.ingimage.com

Publisher:
Éditions Vie
is a trademark of
International Book Market Service Ltd., member of OmniScriptum Publishing Group
17 Meldrum Street, Beau Bassin 71504, Mauritius

Printed at: see last page
ISBN: 978-613-9-58908-1

Comprendre Les liens entre les émotions et la santé pour améliorer sa qualité de vie

Renée Seibt

Introduction

Pour être en bonne santé physique et morale, il est nécessaire que règne l'harmonie entre le corps, l'âme et l'esprit, car les trois sont liés, et le déséquilibre de l'un, provoque le déséquilibre de l'autre, ce qui se traduit la majorité du temps par la maladie, alors que notre état naturel devrait être la santé.

Se libérer des blocages émotionnels (donc des problèmes de l'âme,), permet de retrouver aussi le bien-être physique, et cela passe par la santé de l'esprit, en fait de notre état d'esprit, donc des pensées que nous véhiculons à longueur de journée.

Cela revient à dire que la nature de nos pensées agit sur nos émotions, et la nature de nos émotions agit sur notre santé. Encore une fois, tout est lié.

Pour parvenir à retrouver un meilleur état d'être, de mieux se sentir dans sa peau et dans sa vie, nous avons besoin de savoir comment cela fonctionne, ce qui nous conduit à ces états.

Etat naturel et état dans lequel nous sommes

Lorsque nous nous observons et observons ceux qui nous entourent, nous constatons que la plupart du temps nous sommes très éloignés de cet état naturel qui est la santé, le bien-être et l'épanouissement. Nous connaissons plus souvent le stress, l'angoisse, la colère, la maladie, la frustration, la tristesse, la dépression voire le désespoir, la peur, le manque de confiance en soi, la résignation ou la révolte, la déception, ou le découragement.

Chacun de nous connait au moins au moins l'un de ces états si ce n'est plusieurs d'entre eux, et ce sont de surcroit des états qui durent chez certains.

Retrouver notre état naturel qui est le bien être, l'épanouissement, et la santé nous permet d'avoir une vraie qualité de vie, de connaître la joie, la paix intérieure, la quiétude, ce à quoi nous aspirons tous.

Alors si nous au fond, chacun de nous souhaite être bien, comment sommes-nous donc parvenus à nous sentir autrement ?

Il est nécessaire pour commencer de nous rendre compte que nous avons tellement l'habitude d'être confronté à toutes sortes de maux, que ce soit parce que nous vivons ces états nous-mêmes, ou que nous les voyons chez la majorité des personnes que nous côtoyons, que nous finissons par les considérer comme normaux, et les acceptons avec résignation. Combien de fois entendez-vous de la part de quelqu'un qui vit une situation désagréable : c'est comme ça, on ne peut rien y changer !!!

Nous avons appris qu'il est des fatalités, des tours du destins que ce soit dans notre vie affective, sociale, ou que cela concerne notre santé. Nous finissons par penser que tout est normal. C'est comme cela !! On ne peut rien y changer !! Nous entendons cela souvent.

L'environnement dans lequel nous avons grandi, les courants de pensées auxquels nous sommes soumis, notre milieu social, notre éducation nous ont conduits et maintenus hors de notre état naturel.

Nous sommes en fait allés inconsciemment à l'encontre de nous-même en acceptant pour nous des modes de vies et de pensées que d'autres ont estimés être meilleurs pour nous, et avons inconsciemment acceptés d'être moins que ce que nous sommes.

Sur ce point, la majorité des avis des professionnels se rejoignent : tout a commencé dans l'enfance.

Ce sont toutes les informations que nous recevons et acceptons comme étant vraies pour nous depuis que nous sommes nés qui influencent le cours de notre vie, car ces informations influencent nos pensées, et ainsi nos émotions et notre santé.

Aussi étrange que cela paraisse, nous apprenons, (bien sûr inconsciemment) à aller mal !!!

C'est la somme de ce que nous avons vécu qui détermine nos réactions et attitudes, et donc détermine comment nous nous sentons. Si nous vivons un drame qui provoque un choc émotionnel profond, le mal être s'installe encore plus rapidement et peut provoquer de grands dégâts dans tout notre être lorsque le traumatisme n'est pas traité de manière adéquate.

Les « crises » de l'apprentissage

Nous sommes tous aussi plus ou moins victimes du phénomène de masse, de la collectivité, qui fait que nous croyons certaines choses bonnes pour nous, parce que d'autres croient qu'elles sont bonnes pour eux, et que de plus ces choses proviennent de personnes à qui nous faisons confiance, comme nos parents par exemple ou nos enseignants. Nous « obéissons » en quelque sorte au schéma de vie qu ils nous donnent par le biais de l'environnement social, culturel, émotionnel spirituel et intellectuel dans lequel ils évoluent eux-mêmes et par conséquent nous aussi. Nous subissons donc consciemment et inconsciemment l'influence du milieu dans lequel nous grandissons. Toutes ces influences ne sont pas néfastes mais certaines ne nous correspondent pas du tout et donc sans nous en rendre compte nous allons à l'encontre de qui nous sommes réellement.

Pourtant, il y a des moments particuliers dans notre évolution où nous nous rendons compte que ce qui est bon pour d'autres ne l'est pas forcément pour nous.

L'une des périodes les plus marquante est l'adolescence. C'est une période intense de recherche de son identité, et nous nous apercevons que tout ce qui nous est enseigné ne nous convient pas. Au fond de nous il y a le besoin de se démarquer du « troupeau » pour trouver son identité, et malheureusement on donne à cela le nom terrible de « crise »

Le mot crise est associé à quelque chose de négatif, à un manque, une pénurie, à des difficultés, à des troubles, alors que la recherche de son identité devrait être considéré comme un signe positif d'évolution personnelle. Mais le « monde » qui nous entoure est soucieux de maintenir les préceptes auxquels il a adhéré, et exerce donc une pression qu'il pense justifiée sur le jeune qui essaie de devenir lui - même, en l'obligeant à se plier aux règles du plus grand nombre, et au fil du temps, la majorité des jeunes se « rangent » enfin dans ce que d'autres ont décidés être le meilleur moyen d'être, au détriment de qui ils sont vraiment.

Le deuxième moment particulier est lui aussi qualifié de crise !!!

C'est la crise du milieu de vie, ou de la quarantaine, ou de la cinquantaine selon les individus ;

C'est un moment ou certains se rendent compte qu'ils n'ont pas vraiment vécus ce qu'ils souhaitaient vivre, qu'ils ont renoncés à certains de leurs rêves les plus chers, et qui dans un sursaut que je qualifierais presque de « survie », tentent de se dégager de leurs habitudes de vie qui soudainement (aux yeux des autres) ne leur conviennent plus. Là encore , la majorité du temps ils se laissent écraser par l'avis de leur environnement qui leur suggère que c'est un état normal de mal être qui passera, et qui tente de les décourager de se détourner de tout ce qui a été leur cadre de vie jusqu'ici .Là encore , la plus grande majorité se plie à ce qui semble être la bienveillance de ceux qui les entoure, pour ne pas les perturber davantage avec leur propres troubles, et finissent par se réintégrer (en apparence au moins) au troupeau et abandonnent définitivement leurs rêves et par là , inconsciemment, renoncent aussi à vraiment devenir complètement qui ils sont . Ceci est une source de frustration au fond de soi, et cette frustration, ou blocage émotionnel, est source de toute une série de déséquilibres physiques qui se traduisent par des plus ou moins grands troubles de la santé, et là, c'est vraiment la crise, c'est la crise du corps !!!

Et ce corps aimerait nous parler et nous dire, que ce que nous faisons n'est pas en accord avec qui nous sommes. Mais si peu de nous le savent, car on nous a prévenu depuis si longtemps qu'à partir de la cinquantaine l'usure du corps, par le phénomène de la vieillesse, engendrait des incommodassions auxquelles il faudrait se faire parce que c'est comme ça.

Mais, en réalité, ce n'est pas notre corps qui est usé, c'est notre âme, à force de ne pas être écoutée, à force d'être ignorée à coups de comportements qui vont à contresens de ce dont à quoi elle aspire vraiment, notre âme ! Et elle l'exprime par la manifestation de troubles du corps, qui sont un fait un langage que nous pouvons apprendre à décrypter.

Pour la majorité d'nous, nous n'avons pas appris cela, car nos parents ne le savaient pas eux-mêmes. Ils ont eux aussi subis l'influence de leur milieu et ceci de générations en générations.

Mais ces dernières années, de plus en plus d'études ont été faites qui démontrent scientifiquement pour certaines le lien, entre notre état de santé, nos émotions et les pensées que nous entretenons.

Comprendre le processus et l'influencer selon nos désirs

Comprendre comment fonctionne ce lien nous permet d'agir et de transformer certaines choses afin de rediriger nos vies dans un sens plus en accord avec nous-même.

Nos pensées sont à l'origine de notre état d'esprit et nous avons la possibilité d'agir sur nos pensées de manière choisie lorsque nous en prenons conscience. L'état d'esprit provoqué par les pensées que nous entretenons agit lui sur les émotions que nous ressentons. Ces émotions ont une influence sur notre bien-être. Lorsqu'elles sont agréables elles ont une action bénéfique qui va jusqu'à renforcer le système immunitaire et lorsqu'elles sont désagréables et sont entretenues régulièrement, notre état de santé peut se dégrader de différentes manières. Notre apparence et notre rayonnement traduisent les émotions que nous vivons.

Les pensées que nous avons l'habitude de laisser circuler dans notre esprit forment le programme dans notre inconscient. Pour diriger notre vie dans un sens différent lorsque la tournure de notre vie ne nous convient pas nous avons la possibilité de reprogrammer notre esprit en pensant consciemment d'une nouvelle manière. Il s'agit de choisir ce à quoi nous voulons penser en veillant aux mots et aux tournures employées afin que l'orientation de la pensée soit positive.

La reprogrammation de nos idées et pensées, va agir sur nos attitudes et nos émotions et donc sur notre état de santé et ainsi influencer tous les domaines de la vie.

Nous nous dirigeons de cette façon vers l'équilibre indispensable à l'harmonie et au bien-être, qui est l'équilibre du corps de l'âme et de l'esprit.

Pour commencer cette reprogrammation, nous devons réfléchir à ce qui nous fait nous sentir bien avec nous-même, savoir ce que nous voulons vraiment, et ce à quoi nous aspirons réellement.

En cas de maladies et de blocages physiques, certaines pratiques qui agissent essentiellement sur le physique, permettent un soulagement passager.

Mais il est nécessaire d'agir sur les vraies causes des maux pour obtenir pour une réelle libération, et de traiter la « racine du mal » pour retrouver l'équilibre.

La solution 'idéale est de combiner les deux approches sachant que le facteur déterminant pour la guérison est le déblocage émotionnel, qui passe par l'action ciblée sur la pensée.

Cette action va agir sur tous les aspects de la vie car un blocage physique causé par un blocage émotionnel atteint subtilement tous les domaines de la vie et est à l'origine de plusieurs freins : manque d'assurance, méconnaissance de soi et de sa valeur, donc influence sur la vie professionnelle, la vie privée les relations avec les autres, l'attitude envers la vie.

Nous avons besoin de cette harmonie du corps, de l'âme et de l'esprit pour être serein.

Tout est lié, pas possible d'être bien, si l'un de ces champs n'est pas en équilibre

Habitudes et attitudes

Certaines de nos habitudes peuvent aller à l 'encontre de notre bien-être et nous avons la possibilité de les changer. Une nouvelle habitude s'acquiert de la même manière qu'une ancienne, par la répétition. Lorsque nous avons adoptés des comportements à travers l'exemple répété de nos enseignants de la vie, nous l'avons souvent fait inconsciemment et n'avons opposé aucune résistance car nous faisions confiance à ces. "maîtres". Nous n'avons pas eu l 'impression de devoir effectuer un travail contraignant tant cela était naturel dans notre esprit. Pour changer une habitude, que ce soit un comportement ou une habitude de pensée, comme c'est une décision consciente et que nous y portons notre attention, nous avons à l 'inverse l'impression que c'est difficile et beaucoup se découragent en chemin pour laisser le champ aux comportements ancrés en nous. Pourtant, tout se passe dans notre esprit, et il n 'est pas plus difficile de prendre une habitude qui nous sera bénéfique que d'en prendre une qui entrave notre bien-être. Tout est une question d'intention et de motivation. Voulons-nous vraiment changer quelque chose ? Pour quelle raison ? Dans quel but ? Sommes-nous disposés à nous consacrer aux efforts qui seront nécessaires au départ pour installer en nous la nouvelle habitude ? Sommes-nous décidés à persévérer et à abandonner les anciens schémas ? Sommes-nous prêts à risquer le changement et sortir de cette zone de confort qui nous rassure même si elle nous empêche d'aller un peu plus loin vers nous-même ? Sommes-nous prêts à demander l 'aide nécessaire en cas de besoin ?

Les réponses à ces questions nous permettent de savoir où nous en sommes dans nos résolutions et de déceler les points à "travailler" pour avancer.

Nous restons souvent dans une situation inconfortable par habitude, aussi parce que la souffrance est connue et mesurable, plutôt que d'en sortir et aller vers l'inconnu qui fait peur, que ce soit dans le domaine professionnel, social ou privé. Chacun tente de se rassurer du mieux qu'il peut, justifie ses choix, se résigne et se range dans une vie qui ne lui convient pas réellement mais dont il s'accommode tant bien que mal. Souvent la peur d'aller au-devant d'une situation pire que celle qui est vécu est le frein principal pour changer quoi que ce soit. Il arrive également que de rester dans une situation pénible apporte un semblant de bien-être lorsque le mental nous convainc que nous avons pris la meilleure décision. De temps à autre des soupirs à propos des rêves non réalisés sont exprimés et laissent une impression de non achevé au fond de soi. La raison s'empresse de nous rassurer encore avec la pensée que c'est normal car « on n'a pas forcément ce que l'on veut dans la vie, et que c'est comme ça, qu'on ne peut rien y changer. » Nous avons tous entendu cela au moins une fois dans notre existence et beaucoup d'entre nous acceptent ces croyances et en font les leurs. Un autre frein est le sentiment de culpabilité lorsque nous envisageons certains changements car cela ne se fait pas et ce n'est pas conforme.

L'impact des pertes

Les pertes dont nous avons à faire le deuil ne sont pas seulement les pertes d'un être cher. Elles revêtent de nombreux aspects : perte d'un travail, d'un poste suite à une maladie, d'une situation, d'un état, perte d'une relation à travers une séparation, pertes d'amis par l'éloignement, perte d'un rêve qui ne s'est pas réalisé, perte de la santé qui implique une autre qualité de vie, perte de qualité de vie pour d'autres raisons, perte d'un endroit aimé à travers un déménagement, et même perte d'un animal qui avec qui nous avons eu beaucoup de partages.

Comprendre une perte à sa juste valeur implique en tout premier lieu de reconnaître que l'événement que nous avons vécu constitue une perte donc également de définir ce qu'est une perte.

Chacun de nous construit sa vie en fonction de son environnement familial, social et culturel, de son éducation et de son instruction. Ceci détermine ce qui va avoir plus d'importance ou moins d'importance dans notre vie et définit aussi nos bases dans la vie. Lorsqu'un événement attendu ou inattendu survient qui remet en question la manière dont nous avions de vivre notre quotidien, voire les bases mêmes sur lesquelles nous appuyons, nous subissons une perte.

Certaines pertes sont ressenties comme minimes et nous nous en accommodons bien. Nous sommes même en mesure de les compenser par des choses qui peuvent s'avérer meilleures. D'autres par contre ont une incidence plus profonde et produisent un choc émotionnel plus ou moins important. Il arrive que le mal être occasionné ne soit pas suffisamment pris en considération et soit de ce fait mal soigné ou pas soigné parce-que nous pouvons ne pas avoir conscience d'avoir subi un choc émotionnel.

Pour protéger notre esprit, notre cerveau peut aller jusqu'à désactiver certains centres de réaction un peu comme lorsqu'en électricité un fusible bloque le circuit pour éviter de gros dégâts. Le corps qui enregistre le choc aussi réagira et divers troubles et maladies vont apparaître. Tant que nous ne comprenons pas le lien entre ces troubles et choc émotionnel subit, il sera quasiment impossible d'obtenir une guérison complète. Une analyse des disfonctionnements physiques associée à une recherche des événements provocateurs va permettre de se libérer de nos poids. Le traitement autant physique que mental pour parvenir à ce résultat nécessite une approche entièrement personnalisée tout comme l'analyse du malaise et mal-être.

Les pertes ne sont pas ressenties de la même manière d'une personne à l'autre car chacun de nous a des perceptions différentes, d'autres priorités et d'autres axes de vie, cependant, quelles qu'elles soient les pertes doivent être traitées.

Pour chaque perte une phase de deuil est nécessaire qui est la reconnaissance et l'acceptation du changement qui est en train de se produire dans nos vies. Il est nécessaire de pouvoir exprimer les émotions que suscite la perte subie, et non de les intérioriser. Pour cela cherchez une personne qui est en mesure de comprendre la douleur que cause la perte subie (certaines personnes par exemple ne sont absolument pas capables de comprendre la tristesse après la perte d'un animal car elles ne connus d'échange affectif avec un animal , ou quelqu'un qui est très voyageur ne comprendra pas forcément l'impression d'être arraché de ses racines en quittant un lieu) , donc assurez-vous de vous adresser à quelqu'un qui réalise ce que vous ressentez et non à quelqu'un qui par son attitude vous fera vous sentir coupable pour votre chagrin de surcroit . Vous pouvez aussi échanger dans des forums qui traitent du sujet qui vous est cher ou faire une ou deux séances avec un thérapeute qui vous aidera à vous rendre compte de ce qui se passe en vous et saura vous rassurer quant à vos émotions.

Ensuite il va falloir apprendre à ne pas entretenir la douleur plus longtemps que nécessaire et à concevoir la vie différemment, donc à accepter la perte et lâcher prise. Ce processus prendra plus ou moins de temps en fonction de qui vous êtes. Reconsidérer les choses permet de soulager progressivement la douleur jusqu'à pouvoir à nouveau apprécier la vie et se rendre compte qu'une perte peut devenir une aide dans notre évolution voire même nous rendre plus fort. N'hésitez pas à chercher l'aide qui vous est nécessaire car ce n'est pas un signe de faiblesse. Après une fracture à la jambe, nous avons besoin de béquilles pour nous soutenir, que nous laisserons lorsque nous seront guéris. Il en est de même après une perte. Nous avons besoin de soutien pour continuer à avance

Chocs émotionnels

Un évènement traumatisant produit un impact sur notre être tout entier, corps âme et esprit. L'élément déclencheur varie d'un individu à un autre car chacun de nous perçoit les situations de manière différente en fonction de sa personnalité et de sa propre histoire. Pour l'un un déménagement, un changement d'emploi, la fin d'une amitié ou la perte d'un animal sera tout aussi bouleversante que pour l'autre une maladie grave ou la perte d'un être cher et l'effet produit doit être examiné et soigné.

Un choc émotionnel non traité, ou traité seulement en partie, engendre petit à petit des effets néfastes dans les domaines qui ne sont pas abordés et se propagent au reste de notre être. Ainsi un traumatisme non traité au niveau du psychisme va finir par causer un mal-être aussi au niveau du corps car nos cellules enregistrent tout : émotions, humeurs, paroles et pensées.

Il est nécessaire en premier lieu de considérer la perte subie à sa juste valeur, c'est-à-dire estimé l'effet produit en tenant compte du système de valeurs de la personne concernée. Les étapes suivantes sont de comprendre ce qui se passe en nous lorsque nous sommes confrontés au manque causé par l'événement, ensuite de discerner d'où sont issues les réactions et émotions qui nous bloquent, puis concevoir une méthode simple, adaptée à sa propre personnalité pour gérer ces réactions et émotions afin de se sentir mieux.

Quelle qu'en soit la nature, la moindre perte produit un effet sur notre être en entier : corps, âme et esprit, et produit un choc émotionnel.

Un choc émotionnel impacte en premier notre âme qui est blessée. Les effets de cette blessure auront non seulement une répercussion sur notre corps et notre esprit, mais cette répercussion approfondie la blessure de l'âme lorsqu'elle n'est pas soignée. Les conséquences sont une augmentation des troubles du corps ou de l'esprit, voire des deux, et un cercle vicieux s'installe.

Lorsque le choc est trop important, un mécanisme de protection de l'esprit se met en place. Le cerveau peut aller jusqu'à « anesthésier » le souvenir du traumatisme et au départ seul le corps qui a aussi enregistré le choc, réagira par un trouble lié au choc subit mais dont la plupart des gens ne sont pas conscient.

Tant que la source de l'affectation n'est pas comprise, les symptômes peuvent s'aggraver et devenir chroniques. Ils peuvent aussi se manifester sous forme de « désordre » dans notre esprit comme des angoisses inexpliquées, un manque de confiance extrême, voire d'autres pathologies plus complexes. Négliger à ce point de conséquences la source du mal être et ne pas inclure un traitement de l'âme, mais seulement des thérapies pour le corps ou l'esprit malade, empêchera la guérison totale. Selon la nature du choc subit il peut même arriver que la situation se dégrade au fil du temps et se manifeste par une crise très importante dans l'être comme une maladie physique grave ou une pathologie psychique croissante. C'est la manière dont notre être signale le désordre important non traité, puisqu'aucun des « petits signaux » émis au long des mois et des années n'a été « écouté » réellement. L'âme qui n'en peut plus de ne pas être entendue lance un signal désespéré.

Même à ce stade, une thérapie englobant tous les impacts des effets de la perte subie peut encore conduire à une guérison totale lorsque la prise de conscience est entière et que les phénomènes manifestés sot compris, car tout se passe dans notre esprit. Par contre l'acceptation inconsciente voire consciente de toutes les pathologies qu'elles soient corporelles ou psychiques ainsi que l'identification inconsciente de l'être à ces pathologies, impliquent un effort de volonté et de courage pour venir à bout de tous les maux. La première chose étant de prendre la ferme décision de mettre un terme à la souffrance vécue depuis longtemps et devenue une « compagne » si connue dans le quotidien, que s'en défaire engendre de la peur : la peur de ne plus se retrouver et de se perdre dans une situation nouvelle.

Il va être nécessaire « d'apprivoiser » le nouvel état recherché, d'apprendre à présent d'en faire son « nouveau compagnon » et de l'accepter complètement pour soi.

L'inverse ayant eu lieu dans l'esprit, le processus de « réversion » a lieu lui aussi dans l'esprit. Par la prise en compte parallèle des maux corporels et / ou psychiques, les soins associés conduisent pas à pas à la guérison. Celle-ci se fait au rythme tout particulier de chacun en fonction de sa propre histoire. Car si les ressentis au niveau du mal-être se ressemble pour certains, le parcours pour en sortir est tout à fait individuel et à déterminer pour soi.

Les Peurs

Comment se construit une peur ? Ce sentiment surgit d'une suite à des situations que nous avons vécues et que nous n'étions pas en mesure de gérer pour des raisons diverses, et d'autre part suite aux avertissements que nous recevons à travers notre éducation (que ce soit celle de la cellule familiale ou de l'enseignement public), de notre environnement social, de notre culture et plus tard de notre environnement professionnel aussi.

Les recommandations de toutes sortes qui nous sont prodiguées peuvent se transformer en peur en tout genre et auront des incidences différentes en fonction de la personne que nous sommes, notre sensibilité et notre caractère.

Durant nos plus jeunes années nous sommes souvent simplement livrés à tous les préceptes qui nous sont inculqués de part et d'autre et des attitudes en découlent, ici aussi différentes selon notre manière de recevoir les informations qui nous sont données.

Si certaines peurs sont utiles parce qu'elles peuvent nous servir pour nous protéger, d'autres deviennent des freins dans nos vies et nous empêchent de nous épanouir. Nous avons tous la possibilité d'en venir à bout en les analysant lorsque nous en avons conscience. Nous pouvons alors nous poser les questions suivantes : quelle est l'origine de ces peurs, que croyons-nous au sujet de ce qui nous effraie, d'où vient ce que nous croyons et sommes-nous obligés d'y croire encore, ce qui m'effraie a-t-il encore lieu d'être, est ce que je peux à présent croire autre chose à ce sujet au vu de mes nouvelles expériences et de ce que j'ai appris depuis ?

Cette analyse faite, il devient possible d'aborder ces peurs différemment et de les voir diminuer voire disparaître sous le nouveau regard qui leur est porté.

Lorsque nous n'avons pas vraiment conscience de ce qui provoque la peur, il est alors nécessaire de chercher de l'aide auprès de quelqu'un qui est en mesure de déceler les origines de vos blocages et de vos peurs et de vous accompagner le long du chemin pour en venir à bout.

Les peurs plus profondes issues de traumatismes peuvent également être traitées afin d'être libéré de l'effet qu'elles exercent sur nous, et trouver l'apaisement.

« Car il n'existe aucun état qui ne puisse être changé pour parvenir à un état plus satisfaisant »

Prendre la bonne décision

Reprogrammer son état d'esprit, son système de pensée, semble être une tâche Iardue voir une mission impossible. Cependant en réalité, chacun de nous dispose de tout ce qui est nécessaire pour cela : c'est une décision à prendre. Il est important de savoir aussi, que si le choix est de ne rien faire, ce choix n'est pas à remettre en cause si c'est de rester tel quel qui rassure et permet de se sentir bien. Tout doit venir de soi, être issu d'un désir profond de son être, d'un besoin personnel et non pas de l'idée de quelqu'un qui pense pour nous et qui estime que ce serait mieux de faire ceci ou cela. De plus il est nécessaire de vouloir sincèrement établir un changement dans sa vie et de s'engager à faire les efforts qui sont liées au processus de « reprogrammation de son esprit ».

La seule personne qui sait ce qui est mieux pour soi, c'est nous. Nous seuls sommes dans notre peau. Ce que les autres peuvent dire ou penser, est à prendre comme des conducteurs d'idées. Si cela déclenche en soi quelque chose que nous voulons accomplir c'est une bonne chose mais le désir doit venir de nous seul. Au fond de soi, cela doit être ce que nous voulons vraiment. Tout ce qui est suggéré par quelqu'un d'autre, même dans les meilleures intentions, est issu de sa propre conception des choses et ne peut pas donc pas être complètement ce qui est vrai pour nous. C'est à nous de choisir quoi faire et à quel rythme, rien qu'à nous. Il n'y a aucun complexe à avoir, car chaque choix qui va dans le sens de notre être est légitime que l'entourage ne le comprenne où pas.

Aucun besoin de suivre un modèle, pas besoin de vouloir être communicatif si nous sommes plutôt réservés, ni ambitieux si nous sommes modestes. Nous devons savoir que nous avons le droit absolu à la différence, et que l'essentiel est d'être soi-même.

Notre personnalité unique, la différence qui nous marque, la chose qui faut que nous soyons nous et non pas quelqu'un d'autre, c'est cela qui apporte à la richesse de la vie, c'est cela qui apporte au monde et c'est cela qui est précieux : tout ce qui fait que nous sommes nous- même. Et ce n'est qu'en nous épanouissant car nous nous sommes acceptés complètement, que nous pouvons apporter ce plus à la Vie, et non pas en le refoulant et en nous interdisant d'être qui nous sommes.

Nous devons également tenir compte du facteur d'évolution car la vie est mouvement. Nous avons la possibilité de travailler sur nous dans les domaines que nous voulons changer, et là encore nous seul qui devons décider de ce que nous voulons changer ou non. Vouloir changer pour ère accepter par quelqu'un, en dépit de qui nous sommes ne nous apportera rien, Nous allons encore « travailler « à l'encontre de nous-même, engendrer des frustrations. Celles-ci se traduiront soit par un mal être émotionnel conscient ou inconscient, qui se traduira tôt ou tard par un trouble physique.

C'est en se permettant d'être qui nous sommes que nous atteignons l'équilibre.

Les perceptions différentes d'un individu à l'autre, entraînent un ressenti différent et donc il nous faut trouver la méthode adaptée pour se libérer de ses propres charges émotionnelles.

Faire un bilan avec une personne neutre de préférence est une aide précieuse pour détecter l'origine des blocages et ce qui freine notre épanouissement.

La chose la plus importante reste de trouver qui nous sommes, et de se permettre d'être qui nous sommes, et non pas de tenter de devenir celui ou celle que d'autres pensent que nous devrions être. C'est un point sur lequel il n'est pas vain d'insister car c'est la clé de l'équilibre.

Passer à l'action

Nous avons la possibilité d'influencer nos réactions et attitudes, de les choisir, et de changer positivement le cours des choses car cet état d'être qui ne nous convient pas toujours n'est pas une fatalité. Nous avons le pouvoir d'intervenir dans notre vie, en agissant sur nos pensées, et ce pouvoir est à la portée de chacun.

Agir sur nos pensées dans le but d'aller mieux est une forme d'amour de soi. Nous signalons ainsi à notre être que nous sommes vers la voie de l'harmonie, et que nous sommes bienveillants envers nous-même. Le contrôle de la pensée va agir rapidement sur nos émotions qui elles-mêmes donneront à notre corps des messages de bien-être.

L'amour est la clé, et cette forme d'amour de soi n'est pas de l'égoïsme, au contraire, car c'est lorsque nous sommes bien avec nous-même, que nous pouvons être bien avec les autres et leur apporter quelque chose de positif.

Savoir qui on est, s'accepter, se connaître mieux et se permettre d'être qui nous sommes, c'est cela qui apporte le bien-être et l'équilibre.

Savoir que nous ne sommes pas obligés de laisser les choses qui ne nous conviennent pas telles qu'elles sont, que nous avons le pouvoir de les changer, d'agir sur nos défauts, (sur ceux qui nous dérangent, pas sur ce qui pour les autres semblent des défauts...) nous permet de nous resituer, de trouver cette harmonie avec nous-même, et de ne plus aller à contre sens de qui nous sommes. C"est s'aimer que de se permettre d'être tout à fait soi.

Il y a un lien direct entre ce dont nous souffrons, notre vécu, et aussi notre manière d'accueillir et d'interpréter les événements, et ceci varie d'un individu à l'autre, vu l'unicité de chacun, et donc le chemin de chacun sera un chemin individuel, celui qu'il a choisi.

Reprogrammer ses pensées en vue de changer son état d'esprit pour agir sur les émotions et donc sur la santé, peut nous sembler difficile. C'est cependant à la portée de tous, car chacun de nous peut apprendre à observer ses pensées, à en choisir d'autre, et à discipliner sa pensée de sorte à ce qu'elle soit une alliée dans notre vie et non un obstacle pour se réaliser.

La première chose nécessaire pour y parvenir est d'en prendre la décision, de le vouloir réellement. Il est nécessaire aussi de connaître le résultat que nous voulons obtenir, de savoir dans quel but nous souhaitons entreprendre ce travail sur nous -même.

Ensuite il faudra s'armer de discipline et de persévérance. Le parcours sera parsemé de quelques revers qui ne signifieront pas que ce qui est fait ne sers à rien, mais que nous sommes tout simplement humain et donc sujet aussi au découragement. Dans ces moments il sera nécessaire d'être indulgent avec soi-même, de ne pas rester figer sur ce qui peut sembler être un obstacle à la réussite du travail entrepris et de tout bonnement continuer dans la nouvelle direction de pensée.

Nous pouvons comparer les pensées et leur action sur nos vies à différentes sortes de graines dans un jardin qui deviennent soit de bonnes plantes, soit des mauvaises herbes. Lorsque nous décidons de changer la nature de nos pensées, c'est au départ un peu comme si nous plantions une bonne graine au milieu de mauvaises herbes. Il va donc être nécessaire de nettoyer le jardin, de s'assurer que cette nouvelle graine aura de la place pour pousser.

Au fur et à mesure que la terre autour de la bonne graine est débarrassée des mauvaises herbes, la bonne graine trouve l'espace pour se multiplier, et les plantes issues de ces nouvelles graines remplacent peu à peu les mauvaises herbes. Il nous faut veiller à les entretenir, et à empêcher les mauvaises herbes de revenir en veillant à les retirer au fur et à mesure qu'elles essaient de reprendre la place allouée aux bonnes plantes. Au bout d'un moment il y aura davantage de bonnes plantes que de mauvaises herbes, jusqu'à ce que les bonnes plantes aient gagnées toute la place, et que seul un travail d'entretien régulier soit nécessaire pour empêcher les mauvaises herbes de revenir.

C'est le même principe avec nos pensées. Nous pouvons les observer, refuser celles qui nous déplaisent, et les remplacer par d'autres que nous choisissons. C'est à ce moment que nous devenons maîtres de nous-même, que nous pouvons agir volontairement sur notre équilibre et donc être bien dans notre être et notre corps.

Les étapes nécessaires pour la guérison de nos blessures

Première étape :

En tout premier lieu prendre conscience de ce qui ne va pas et surtout de ce que nous n'avons plus envie de vivre, savoir ce que nous ne voulons plus et quel état nous souhaitons atteindre à la place de l'état dans lequel nous sommes. A ce stade il n'est pas encore nécessaire de connaître avec précision ce qui a déclenché le mal-être, mais de prendre conscience de ce mal-être et de prendre conscience de l'effet néfaste de cet état dans notre vie. Il s'agit de comprendre les conséquences de cet état dans notre vie si nous maintenons cet état. En quelque sorte il s'agit de réaliser en priorité que quelque chose nous bloque et nous empêche d'avancer dans notre vie et de nous réaliser. Si en plus nous savons plus précisément ce qui nous met dans cet état il va être possible d'agir de manière plus ciblée et donc de progresser plus rapidement. Par contre, avant de passer à l'action pour changer les choses, une deuxième étape est essentielle.

Deuxième étape :

Cette deuxième étape est la décision consciente d'entreprendre une transformation pour sortir de l'état désagréable dans lequel nous nous trouvons. Il ne s'agit pas de simplement se dire que ce serait beaucoup mieux de se sentir autrement, il s'agit de décider fermement qu'il n'est plus question de rester dans cet état et d'être déterminé pour enfin avancer. Il est important d'être réellement convaincu qu'une métamorphose est indispensable et que le moment est venu de mettre en place des actions pour y conduire. Entreprendre un tel travail sur soi simplement pour répondre à la demande de tiers qui exigent une telle démarche sans avoir la ferme conviction qu'il s'agit enfin d'améliorer sa propre vie, a peu de chance d'aboutir à un résultat satisfaisant et durable. Une fois cette idée ancrée en nous, la troisième étape peut être entreprise.

Troisième étape :

Choisir la stratégie en fonction de sa propre histoire.

Comprendre les ancrages de nos comportements

Nous consentons à vivre des choses désagréables et douloureuses car dans notre programme inconscient des croyances enregistrées encouragent malgré nous l'acceptation de ce que nous vivons.

Notre programme est constitué d'éléments individuels et collectifs. C'est le système de pensées et de croyances auquel nous adhérons et que nous avons accepté pour vrai au fur et à mesure de notre vie. Il est issu des différentes expériences que nous avons vécues ainsi que de tout ce que nous avons appris à travers notre entourage, que ce soit l'entourage social, familial ou culturel, et aussi à travers les influences des institutions qui ont pu nous encadrer. Il y a aussi dans nos programmes des pensées et des croyances transmises à travers nos gènes.

Chez la majorité des femmes par exemple, il existe un esprit de sacrifice qui fait que souvent les femmes renoncent à elles-mêmes pour répondre à tous les besoins de leur conjoint et de leurs enfants, et aussi un esprit de grande responsabilité qui laisse croire que lorsqu'une famille ou un couple ne fonctionne pas, c'est la femme qui en est le motif. A cause de cet esprit les femmes entre elles sont souvent méchantes. Elles s'accusent entre elles d'être de mauvaises mères, ou de mauvaises épouses ou beaucoup d'autres choses encore pour ternir l'image des autres et leurs faire croire qu'elles ne sont pas aussi bien qu'elles devraient l'être.

De même, si l'image de ce que devrait être un homme ne correspond pas à la nature et la personnalité de l'homme à qui elle est inculquée, elle engendrera des sensations de peu de valeur et mène souvent à des impressions d'échec pour ces hommes-là. Ces états d'esprit se traduisent la plupart du temps par un comportement dévastateur comme de la violence envers soi-même (au travers d'une addiction), de la violence exprimée sur l'entourage, ou tout autre manifestation nuisible pour soi et les autres. La démission aussi est une expression de manque d'amour-propre. Comme ces comportements sont en plus pointés du doigt, le sentiment d'être minable s'installe et souvent c'est l'entrée dans un cercle vicieux d'attitudes malsaines pour ces hommes qui ne savent pas comment en sortir et qui en plus ne sont pas compris par leur entourage.

Des événements dans notre vécu peuvent générer en nous de tels sentiments de culpabilité et de honte que nous les refoulons et développons malgré nous un immense manque d'estime de soi qui s'ancre dans l'inconscient et qui se manifeste ensuite dans la vie sous des formes très diverses d'autodestruction. Une forme d'autodestruction est l'acceptation de mauvais traitements la plupart du temps parce que nous pensons que nous ne méritons pas mieux. Cela peut se manifester aussi par une mauvaise hygiène de vie, par des choix de vie en deçà de nos possibilités, par l'acceptation de conditions de vie médiocres, par toute sorte d'addiction, par de la violence envers soi ou les autres.

La plupart du temps nous ne sommes pas conscients de ce phénomène car cela nous semble naturel et tant que nous ne réalisons pas ce qu'il se passe, nous n'essayons même pas d'y remédier. Nous acceptons nos comportements comme des traits de caractère de l'épouvantable personne que nous sommes. Cela conduit à des vrais désastres dans la vie.

Ceux d'entre nous qui ont grandis dans un contexte religieux ou social rigide et dénué d'amour où l'on enseigne que la nature humaine est mauvaise en soi finissent par croire que s'ils ne vivent pas d'une certaine manière ils sont dans la faute et que devrons être punis, qu'il faut souffrir dans cette vie, se résigner à supporter le pire pour peut-être vivre le meilleur après la vie. Avec de tels enseignements ce n'est pas étonnant que tant de personnes restent dans des situations qui ne sont même plus humaines tant elles sont dénuées de considération et d'amour pour l'être humain. La peur d'être puni par un Dieu cruel et sadique comme il nous l'est présenté parfois maintient beaucoup de gens dans l'acceptation de l'inacceptable de même que la présentation du monde comme uniquement cruel, inhumain, et dénué de bonté. C'est le vrai drame de l'humanité car c'est croire cela qui empêche de vouloir le meilleur pour soi puisque nous ne pouvons ainsi pas comprendre en restant dans un tel état d'esprit que c'est ce meilleur que chacun de nous mérite et qui est naturel.

La stratégie consiste donc premièrement à accepter l'idée que c'est ici et maintenant, dans cette vie, que **nous avons droit au bonheur et que le bonheur est pour soi et pour chacun un droit absolu**. Pour cela le travail consiste à modifier son processus de pensée car tout se passe dans notre esprit. Chaque personne capable de penser par soi-même est en mesure de réaliser ce travail et de transformer sa vie. Il n'existe aucun état qui ne puisse être changé pour parvenir à un état plus satisfaisant

Apprendre à s'observer et se poser les questions qui vont permettre d'agir sur notre « programme » pour le modifier

D'après les études scientifiques nous véhiculons environ 60 000 pensées dans une journée et il ne va pas être possible de prendre conscience de chacune d'elle. Par contre puisque notre système de pensée est issu de nos croyances et de ce que nous avons accepté pour vrai et que c'est ce qui engendre nos émotions, nous allons pouvoir retrouver ce que nous avons pensé et ce que nous croyons en étant attentif à ces émotions. La tâche qui nous incombe ici est d'être attentif à l'état émotionnel dans lequel nous nous trouvons. Ceci va permettre de se poser les questions nécessaires au changement souhaité.

Il est tout aussi important de prendre en compte les émotions qui nous font du bien que celles qui laissent des sensations désagréables. L'action sur l'émotion changera par contre en fonction de sa nature, et les questions à se poser ne sont pas tout à fait les mêmes.

Questions en cas d'émotions désagréables :

- Qu'est-ce que j'ai pensé qui me fait me sentir ainsi ?

- Qu'est-ce que je crois à ce sujet ?

- D'où me viennent ces croyances, où est ce que j'ai appris cela ?

- Pourquoi est-ce que je crois cela ?

- Quelle est la relation entre ce que je crois avec la situation actuelle ?

- Est-ce que je suis obligée de croire cela dans cette situation précise ?

- Qu'est-ce que je pourrais croire d'autre à la place de cela ?

Répondez honnêtement à ces questions car il ne s'agit pas de porter un jugement sur ce que vous pensez, croyez, ni même sur qui vous êtes, mais simplement de comprendre le processus qui est enregistré en vous. Ecrivez les questions et les réponses et vous allez vous rendre compte que la majorité de vos réponses sont liés à une forme de critique de soi ou des autres et à des concepts que vous avez acceptés comme valables en fonction d'une expérience du passé et que vous associez à l'expérience que vous vivez à présent. Chacun de nous « fonctionne » de cette manière car nous apprenons tout simplement à fonctionner ainsi.

Maintenant il est temps de considérer que même si des événements se ressemblent, nous ne sommes pas obligés de les aborder de la même manière car le temps entre le premier événement et le suivant nous apprend de nouvelles choses. La nouvelle situation est une occasion de mettre en pratique ce que nous avons appris. Nous avons le choix de nos réactions. Nous devons simplement savoir qu'un même comportement conduit au même résultat, ce qui signifie que si nous souhaitons obtenir un autre résultat il va être nécessaire de choisir une autre attitude dans cette nouvelle situation.

Sachez qu'une émotion désagréable est simplement un signal que nous donne notre âme pour nous prévenir que quelque chose n'est pas en accord avec qui nous sommes vraiment et donc dérange. Il est nécessaire d'exprimer l'émotion pour qu'elle ne soit pas stockée en nous et ne puisse pas provoquer des dégâts, et aussi de la laisser aller lorsque nous avons compris le message.

Au contraire des émotions désagréables, une émotion agréable gagne à être prise en considération avec gratitude et peut être savourée et entretenue. De cette manière nous donnons le signal que nous souhaitons vivre davantage de choses qui découlent sur ce genre de sensation. Nous disons ainsi à la Vie que nous aimons nous sentir heureux et la Vie se chargera de répondre en nous donnant de nouvelles occasions de nous sentir bien.

Analyse de l'origine de nos réactions et émotions

Comprendre d'où sont issus nos réactions et nos émotions permet de comprendre ce qui nous bloque et donc d'ouvrir la route à la guérison de nos blessures. Si la construction de nos réactions et émotions suit le même processus, celles-ci sont aussi individuelle que notre parcours.

L'ensemble de nos réactions et émotions constitue le « programme » que nous avons enregistré en nous et est issu de ce que nous croyons, que nous avons accepté comme vrai au fur et à mesure de ce que nous avons appris à travers l'environnement familial, culturel, social, professionnel et privé. La répétition des enseignements ainsi que le vécu de certains d'entre eux par l'expérience ont contribués à ce que notre « disque dur » imprime ces informations sous forme de programme de base selon lequel nous réagissons et fonctionnons dans la vie de tous les jours et qui influence pour cette raison le « résultat », donc notre vie. Cet enregistrement se fait consciemment et inconsciemment.

Lorsque nous sommes des enfants apprenants nous croyons la plupart du temps tout ce qui nous est enseigné par les personnes qui sont nos référents et notre « programme » s'installe inconsciemment en fonction de tout ce que nous enregistrons sans le mettre en doute. D'autres enregistrements se font consciemment car issus d'un choix personnel comme le choix du genre de musique qui nous plait, nos goûts en fonction de nos découvertes et acceptations, nos choix d'appartenir à un groupe qui semble nous correspondre par exemple.

Lorsque nous vivons une situation nous allons vivre des émotions et avoir des réactions en fonction du genre de la situation qui est vécue ; ces émotions et réactions sont provoquées par les associations que fait notre cerveau entre la situation à laquelle nous sommes confrontées et à l'interprétation qui en est faite dans notre subconscient. La signification qui lui est donnée à travers les pensées qui vont être véhiculées dans l'esprit va provoquer une émotion de joie, de tristesse, de colère, de frustration ou tout autre émotion selon l'association que fait notre subconscient avec une expérience vécue ou une croyance acquise en relation avec ce qui est vécu dans le moment. Le sens donné à l'événement est entièrement lié à l'histoire personnelle de la personne qui vit l'événement même s'il existe aussi des réactions et émotions collectives.

Tout se passe dans notre esprit. Le système de pensée que nous avons adopté et qui se déclenche face à un événement, engendre des réactions et des émotions liées aux croyances que nous avons adoptées et enregistrées en nous. Quelqu'un qui ne croit pas la même chose que nous aura une réaction différente devant la même situation car les associations que cette personne fera sont autres. Même lorsque les associations faites dans notre esprit sont similaires, le ressenti ne sera cependant jamais exactement semblable. Par contre il sera du même genre ce qui permettra aux personnes de comprendre ce qui se passe chez l'autre, du moins dans la globalité.

Et puisque tout se passe dans notre esprit, c'est-à-dire que réactions et émotions sont générées par notre système de pensées, il est possible en apprenant pour commencer à observer ses pensées puis ensuite à les diriger consciemment et les choisir, de changer nos réactions et émotions.

Il est possible à chacun de nous, tant qu'il a la faculté de penser librement, d'agir sur ses pensées donc d'agir sur ses réactions et émotions de manière voulue, et donc petit à petit d'influencer sa vie de manière consciente, plutôt que de subir un programme inconscient qui ne convient pas ou ne convient plus.

Il s'agit de changer nos anciennes habitudes de pensées pour les remplacer par de nouvelles habitudes de pensées. Il est bien question d'habitude et donc comme le disait Mark Twain :

« On ne se débarrasse pas d'une habitude en la flanquant par la fenêtre, il faut lui faire descendre l'escalier marche par marche. »

L'état d'esprit qui est le nôtre et qui est habituel a été obtenu à force d'apprentissage, de vécu et de répétitions. Pour installer un nouvel état d'esprit il va être nécessaire de faire la même chose : apprendre d'autres choses, décider de croire à ces nouvelles choses et de les accepter comme vraies pour soi, et les répéter dans son esprit et par l'expérience jusqu'à ce que cela devienne notre nouvelle habitude de pensée, notre nouveau programme. Chaque fois qu'une étape est franchie, le subconscient réagira en fonction des nouvelles informations qu'l dispose et c'est ainsi qu'il est possible d'opérer les changements nécessaires ou choisis dans nos vies.

Décider de ce que nous voulons obtenir

Cette étape est cruciale. Il s'agit de réfléchir à ce que nous voulons obtenir par opposition à ce que nous avons vécu jusqu'ici et de formuler l'idée avec des mots et de manière précise. La manière dont sera formulée l'idée doit avoir un sens pour nous et doit correspondre à notre façon de parler et de penser afin que notre subconscient puisse en accepter l'idée. La décision que nous prenons équivaut à un nouvel ordre que nous donnons afin de transformer notre programme inconscient de manière à ce qu'il nous dirige vers cette nouvelle chose que nous voulons obtenir.

Ce que nous voulons n'a pas d'importance, par contre il est important que ce que nous voulons soit totalement en accord avec nous. Cela implique que l'idée doit être la nôtre et non celle de quelqu'un d'autre. Le désir de changement doit émaner de nous et non procéder d'un souhait de quelqu'un d'autre pour son propre confort. Utiliser son propre vocabulaire pour est tout aussi important pour que notre subconscient l'accepte comme venant de nous à travers la résonnance que nous émettrons. Pour cette étape prendre un papier et procéder par étape.

Notez ce que nous voulons vraiment, quelle est la situation idéale pour nous, puis chercher du soutient pour entreprendre et réussir la démarche de changement.

Comme pour un blessé qui a besoin du soutien de béquilles avant de pouvoir à nouveau marcher et courir librement, nous pouvons avoir besoin également « d'une béquille » pour nous soutenir dans le travail de transformation jusqu'à que nous ayons une plus grande maîtrise du processus de changement.

Le choix de la personne qui nous accompagne sur ce chemin est personnel et se doit d'être en accord avec nos attentes afin de mener cette entreprise de la transformation vers une vie meilleure grâce à l'équilibre entre le corps, l'esprit et l'âme vers le succès. C''est entièrement à notre portée, alors choisissons de vire en équilibre et en harmonie.

Tables des matières

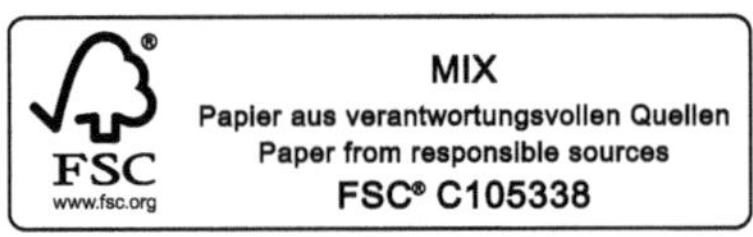

Printed by Books on Demand GmbH, Norderstedt / Germany